医療裁判の記録

ある産科医との戦い

井口雅美
IGUCHI Masami

文芸社

目次

悲しみのはじまり

平成二十四年五月十八日から十九日にかけては、私たち夫婦にとって、あまりにも突然で、あまりにもつらい日となってしまいました。

当時、四十一歳と四十歳になっていた僕たち夫婦は、もう子供は無理かなと思っていましたが、ある日、生理がこない妻がM産婦人科に行き、帰ってきた時は嬉しそうに「妊娠したみたい」と僕に報告してくれました。僕も、凄く嬉しかったことを覚えています。

でも、少しだけいやな予感がありました。なぜなら、妻は長女を産む前に、そして長女を産んでから二回と、流産を三回も経験し、その度に妻につらい思いをさせてきたからです。ただ、いずれの流産も安定期前でした。今回は妊婦健診では全く問題なく、安定期を迎えました。そして妊娠後期になり、来月末に出産と言われておりました。

五月十八日も、これといったトラブルもなく、夜、娘はお笑い番組を見ており、僕は横になりながら週末に開かれるマラソン大会のパンフレットを見ていました。妻は、ちょっとお腹に張りを感じていたようですが、お風呂の脱衣所で洗濯中でした。

その時、それは起きたのです。

以後、妻の記憶と僕の記憶、妻の手記から、その時の様子を細かく時間を追って書いてみました。
M産婦人科にいた時の記録です。

＊

（※以下は妻の手記）
平成24年5月18日
21時35分過ぎ
洗濯中に、性器から突然の大出血が起きました。パジャマを着ていたが、足元には大量の血液があり、足を伝って流れていくのがわかりました。夫に伝え、M産婦人科に電話をかけてもらうように言った。
39分過ぎ
夫が番号を探していたので、私が電話をしました。その時は折り返し電話するので待っていてくれとのことでした。
折り返しの電話が来る前に、実家の父母に電話をして父母に来てもらいました。当時6歳の娘も、まだ起きていました。

51分
M産婦人科より、折り返し電話があり、すぐ来院してくれとの指示があり、もしかして入院になるかもしれないとのこと。

55分
パジャマと下着を取り替え直ぐにM産婦人科に行きました。運転は母がし、父母と娘と私でM産婦人科に向かいました。夫は家に残り、入院の準備をしていました。

22時10分頃

M産婦人科に到着（その間も常に出血は続いていた）。若い方の看護師が出てきて、病室に案内される。病室に入り直ぐにトイレに行った。あまりの出血に悲鳴をあげた。若い方の看護師さんにトイレの出血を見てもらい、家からあてて持ってきたタオルを渡す。

「ベッドが血だらけになります」と言うと、「パッドをひいてあるので大丈夫」と言われた。

20分頃

若い方の看護師が「赤ちゃんの心音を40分間取りますね」と機械を装着し、止血剤の点滴を始める。その時に、「赤ちゃんは元気ですよ」と言われる。その事を主人に連絡してもらうために母に電話してもらう。（主人は電話に出なかった）

その頃、若い看護師に「出血はどうですか？」と聞かれ「動かなければ、少しは止まっていますが、ちょっと動くと出ます」と伝えた。

23時3分

主人に連絡が取れなかったため、母に、もう一度電話をしてもらう。（この時は夫も電話に出て、赤ちゃんは無事だと伝えた）

23時10分頃

娘も一緒にM産婦人科に来ていたため、両親に連れて、家に帰ってもらった。

若い方の看護師に「赤ちゃんは元気ですよ」と言われたが、心拍は120前後になっていたと思います。その間に先生は一度も来ませんでした。

両親が帰った後、若い方の看護師さんに「出血が凄くてベッドが血だらけです」と伝え布団をめくって年配の方の看護師が来てシーツを取替え、若い方の看護師が着替えを手伝ってくれました。途中で立っていられなくなり、イスに座って少し休む。

その後一人では立てずに、着替えを途中でやめて看護師さん二人に支えられてベッドへ。

その後は時計を見ていません。

出血はその間ずっとあり、震えが止まらなくなりました。先生が来て一階の診察室で診察するというので、ストレッチャーに乗り一階に移動。

年配の看護師から「大丈夫ですか」と聞かれ、その頃、少し腹痛もあったので、「お腹が痛いです」というと、「え、今頃になって」といわれたのを覚えています。

そして先生が来て、年配の看護師が「今頃になって、お腹が痛いというんです」と病状を言っていた。それを聞いた先生が怒り口調で、「そんなのもういい」というのが聞こえました。

先生が内診をして、先生が発した最初の言葉は、「何だ、この出血は」でした。

内診が終わり、隣の部屋に移動して先生が来ました。先生は、「赤ちゃんの心音が普通１４０のところ、おなかの赤ちゃんは70ぐらいしかない」と言いました。この時、看護師のほうから声が聞こえて、「血圧の上が85を切りました」と言っていました。

これから大きな病院で診てもらうからということで、夫に電話するのと受け入れ先を聞くからとのことで廊下にストレッチャーで運ばれ待機させられました。

＊

平成二十四年五月十九日０時頃

M産婦人科の看護師から、僕のほうに電話がありました。

娘と一緒に寝ていましたが、容態が急変したと聞いて、ビックリしました。

「どうしたらいいんですか？」と聞くと、「取り敢えず常に連絡が取れる状態にしておいて」と言われました。

妻の母に連絡し、家に来てもらいました。

0時三〇分になっても連絡がないため、僕のほうから電話しました。看護師が出て「取り敢えずここに来て下さい」とのこと。

0時四〇分頃にM産婦人科に着くと、入り口前には救急車が止まっていました。医院に入っても誰も出てこないため、二階のナースステーションに向かうと、途中の階段で年配の看護師に会い、「井口です」と伝えると、今、救急車に乗って公立病院に運ばれるとのこと。

それを聞いて、僕も救急車についていこうかと思っていましたが、先生が救急車の前にいて、「あなた、井口さんの旦那さん?」と聞いたので、「そうです」と伝えると、先生は部屋に僕を呼び、説明をした気でいるのかわからないが、ただ「危ないから」と言い、「赤ちゃんはもうダメかもしれない」と言いました。「奥さんも危険な状態だから」とも言っていました。

僕は頭が真っ白になり、先生に何も言うことなく公立病院に向かいました。

＊

（※以下は妻の手記）

大学病院の返事待ちといわれ、それからちょっとして断られたので、公立病院の方に行ってもらいますと言われた。

救急車がなかなか来ない（感覚的に）。

救急車が到着して、若い方の看護師が救急車に同乗しついてきた。途中までは「大丈夫ですよ」と言っていましたが、ある時、聴診器を外して目も合わせなくなった。

公立病院について、公立病院の看護師さんに「赤ちゃんを助けてください」と言ったら、もう亡くなっていることを伝えられた。

＊

僕は自家用車で公立病院に行き、すぐに産婦人科の手術室に向かいました。

すぐに看護師が「井口さんの旦那さんですか？」と尋ねてきました。僕が「はい。そうです」と答えると、手術室前に案内され、ストレッチャーに横たわっている妻に会いました。

その時の妻は、多量の出血のせいでしょうか、顔に血の気がなく、瞳の色もかなり薄い茶色でした。

この時まで、先ほどの医師の言葉は信じられなかったのですが、心の中で「やっぱり現実なのか……」と思いました。

何も言えずに妻のほうに近づく僕を見て、

「お医者さん、何だって？　赤ちゃん、だめだって？」

妻が聞いてきました。

「うん……仕方ないよ。今回は縁がなかったんだよ……」

僕はそれしか言えませんでした。

妻はストレッチャーに横たわりながら、血の気のない顔色で大粒の涙を流し、「ごめんね。もう少しで生まれてこれたのに。ごめんね」と、僕に言っているのか、生まれてくることができなかった子供に言っているのか、わかりませんでした。


しばらくして、看護師が妻をストレッチャーごと手術室の中に運んで行き、医師から帝王切開で子供を取り出すということと、出血多量による子宮壊死の場合は子宮を全摘出、そして妻も多臓器不全のために命を落とす可能性もあるかもしれないという内容の同意書にサインを求められました。

この時は、悪い夢でも見ているのではないかという気分になりました。

そして、およそ三時間あまり要する手術で、亡くなった胎児を妻の胎内から摘出することを看護師から聞かされた。

僕はいたたまれなくなって、待合室にいることができなかった。車に乗り、あてもなくドライブしながらも、今の状況が本当なのかわからない状態でいたと思う。

一時間くらい、車に乗っていただろうか。妻の容態がやはり気になるため、病院に戻ってみると、妻はまだ手術中だった。

僕に気づいた看護師が、「まだ終わらないのでここで待っていて下さい」と、妻の病室に案内してくれた。

それからしばらくして、その看護師がタオルに包まれた胎児を連れて僕のところに来た。その胎児は泣くこともなく、土気色した子でまだ血液が少し付着していた。

看護師さんは、その子の顔を僕に見せて、「お父さんですよ～」と言っていた。

そして、看護師さんは僕に向かって、「お父さん、抱っこしますか?」と言ってきた。

その時、僕は正直ためらった……。その子が本当に自分の子とは思えなかったし、この状況を信じたくない自分がまだいた。そのため、僕は「いや、いいです」と言ってしまった。

看護師さんは、僕に向かって「抱っこしなくて、いいのですか?」と再度聞いてきた。

確かに、このままこの子に触らないでいるのも後で後悔するかなという思いもよぎった。僕は看護師さんに、「やっぱりその子を抱っこさせて下さい」と言い直した。この子は男の子で、まだ、温かかったです。でも土気色をしていたので、しばらくは本当にこの子が我が子なんだろうかという気もしていました。

そして、看護師がバケツのようなものを持ってきて、その中身を僕に見せました。それは、真っ赤な筋子のようなものでした。おそらく人の組織の一部なのでしょう。凄くグロテスクでした。僕は歯科医師で、大学解剖学講座の非常勤講師でもあるので、それを見て気持ちが悪くなるようなことはなかったのですが、一般人だったら吐いていたでしょう。

看護師は「これは奥さんの剥がれてしまった胎盤です」と言いました。その大きさはかなり大きく、バケツの中いっぱいに入っているようにも見えました。

そして先ほどの執刀医が来て、

「旦那さん、手術が終わって、奥さんも回復室で麻酔から覚めたようですので、こちらに来て下さい」

と言われました。先生が言うには、

「この胎盤が剥がれたことによる出血で、奥さんの状態もよくないです。ですから場合によっては出血多量による子宮壊死のための子宮摘出や、多臓器不全も考えなければならないかもしれません」

僕は頭から血の気が引いたのを覚えています。

病室に運ばれていた妻は麻酔から覚めたばかりで、意識がもうろうとしているようでした。その状態の中で、僕に向かって「ごめんね。ごめんね」とただ繰り返し言ってました。

その夜は、と言ってももう朝方でしたが、妻は多くの点滴や輸血の管と呼吸器をつけられていました。

時折、機械から発信されるピ、ピ、ピというテンポのよいリズムが突然変わり、ピーという長くて高い音が鳴ります。その音が鳴り響くと看護師が数人走りながらやって来て、事態が深刻なことがわかりました。

そのような状態が、かなり長く続きました。

そして、明け方になって先生に呼ばれて他の部屋に行き、説明を受けました。先生は、

「奥さんの子宮は壊死しかかっていましたが、何とか保存することができました。

ただ、胎盤を剥離した際の出血がかなり多く油断はできませんが……」

僕はその先生に、「妻の出血量はどのくらいでしょうか?」と尋ねると、先生は、

「搬送されてからここまで、1・5リットルほど。M産婦人科でどのくらいあったかは聞いたのですが、わからないとのことなので、正確には言えないのですが……」

僕は、その時にM産婦人科の回答になんとなく、ずさんさを感じたのだが、そういうものなのかと思うようにした。その時は……。


妻が麻酔から覚め、面会が許されると、また同じように、

「赤ちゃん。ダメだったよね……。ごめんね」

と僕に向かって言った。僕は、

「大丈夫だよ。それよりも、お前自身が心配だよ。早くよくなって」

それだけ言うと、歯科医院での仕事があるのと、娘のことが心配で、家に帰った。

家に帰ってみると、朝の六時ぐらいでした。

義母が娘を抱っこして寝ていました。二人とも、あまりよく眠れなかったのでしょうね。

僕が帰ってくると義母と娘は起き上がってきて、「お母さんは？」と聞いてきました。

「今は、一応は落ち着いているみたいだよ。お母さん、安静にしなければならないから、しばらくは入院するって……」

娘が「源《はじめ》は？　赤ちゃんは？」と聞いてきました。

「源」は僕たち夫婦でつけた名前です。妊婦健診で待望の「男の子」とわかり、その後は家族皆、名前で呼ぶようになって、娘は「弟」を楽しみに待っていました。

僕はためらいながらも、「死んじゃったって」と言いました。

「えっ、看護婦さん、大丈夫だって言っていたじゃん。お母さんは？」

少し泣きべそをかき始めました……。

「そうだね。そう言っていたね……。でも、急変しちゃったんだ」

僕は娘につられて泣かないようにしながら言いました。

「赤ちゃんは、ダメだったけど、お母さんは入院して安静にしていれば元気になるって」

娘なのか、自分なのか、元気づけるようにそんなことを言いました。

娘は涙を流しながらも、意外と落ち着いて聞いてました。

そして同じようにつらいであろう義母が、

「今日からお母さんが帰ってくるまで、うちに泊まればいいよ。お父さんも仕事で遅いだろうし」

と言ってくれたのはありがたかったです。

そして僕は、自分の歯科医院に行きました。

いつも二人で行っていた僕たちの職場へ、ひとりぼっちで……。

そしてパートで来てくれているスタッフに前夜からの出来事を話しました。妻も働いているため、彼女たちはいわば同僚なのですが、皆、泣き崩れていました。

疑　惑

何とかその日の診療を終え、また公立病院に向かい妻の病室に行きました。

妻は簡易的な酸素マスクをつけて、今朝よりは本数の少ない点滴を受けている状態でした。それを見た時、少しだけ安心しました。

そして、妻に僕は言いました。

「今回、源のことは残念だったけど、仕方ないよ。常位胎盤早期剥離って妊婦の三〜五パーセントくらいなるんだって。M先生も一生懸命やってくれたんだし、諦めよう」

でも、妻が発した言葉は信じられないものでした。

「先生はいつまで経ってもきてくれなかったよ……。最後の最後に来て内診をして、手に負えないから救急車を呼べと言うだけだったよ」

「えっ？　俺には全力を尽くしたようなことを言っていたけど……。どういうことだろう？」


この時にはまだ、そんなことはないだろうと思っていました。なぜなら、娘は、ここでとり上げてもらいましたし……。ちょっとぶっきらぼうで、いやみくさいところはあるけど、悪い先生ではないと思っていましたからね。

この話を聞いて、

「マジで？　だって一生懸命に手を尽くしたけど、ダメだったようなことを言ってたぞ」

「看護師はいたけど、点滴するだけだった」

妻ははっきりと言います。

「直接、先生と話して、説明してもらうよ」

僕はそう言いました。

その後、家までの帰路、車の中でいろいろ、この出来事を振り返っていました。先生と話した記憶は、あの慌てふためいた中で話した、「お子さんはダメかもしれない。奥さんも危ない状態です」という言葉だけでした。

（それまでは、看護師を通して電話では大丈夫だということしか聞いていなかったからな……）

どういう経緯なのかを聞くべきだと思ったのと、一抹のいやな予感もあったので、医院に連絡して説明してもらうことになった。

僕はM産婦人科に向かった。

午後六時からなら説明ができるということだったが、外来が長引いているようで三〇分ほど待った。

そして、院長室に僕が通されると先生は、「この度は大変でしたね。でも、あれは致し方ない出来事なのですよ」と話し始めた。

「常位胎盤早期剥離と言って、全妊婦の中で一パーセントの確率で起こるものです。全く予期できるものではないのですね。出血があった時は、お腹の張りもないことから前置胎盤かと考えたのですが、時間が経っても出血が止まらないと聞いたので、すぐに駆けつけたところ、血圧や脈拍が下がっていったので救急車を呼んだのです」

そう淡々と言いました。

僕は一呼吸おいて尋ねました。

「常位胎盤早期剥離っていうのは難しい病気なのは聞いています。でも、先生はいつ、妻を診たのですか?」

先生は、一瞬詰まり、目を泳がせて、

「私が見たのはかなり遅かったですが……看護師が付きっきりで診ていました」

と言ってから、続けて説明しだしました。

「看護師が出血もほぼ落ち着いていると電話で言っていたし、切迫早産を考えていました。通常は安静にして、点滴を受けていれば落ち着くものですから……。それとちょっと前の検査では、前置胎盤はないことはわかっていましたから」

それからは専門的な言葉を並べてよくわからない話をしてきました。

イラッとした僕は、

「そのようなことを聞きたくて来たのではないです！　もっと早く診てくれれば、胎児は助かったのではないのですか？　何ですぐに診てくれなかったのですか？」

と怒鳴りました。

M先生は、しばらく黙っていました。そして、

「僕は一生懸命に診た。これは仕方がないことなんだ」

とぼそりと言いました。

「質問に答えて下さい。なぜ、すぐに駆けつけてくれなかったのですか？」

この問いかけにM先生は黙っていました。

「診れないなら、大学病院や公立病院などに回すとか、他院を紹介するとかできなかったのですか？」

「市では、そのシステムはあるにはあるのだけれども、まだ、うまく機能していないんです」

Mがようやく答えてきました。

「じゃあ、すぐに駆けつけるようにするべきではないのですか？　あなたは、一時間四〇分ほども、来なかったというじゃないですか。何でですか？」

問い詰めた僕に対し、信じられない発言をしました。

「酒を飲んでいたんだよ」

「それってどういうことですか？　なおさら、おかしいじゃないですか！　医者が酒を飲んではいけないということはありませんが、それならすぐに、他院にお願いするべきでしょう」

もう僕は信じられない思いで言葉が止まりませんでした。

するとMが言い返してきました。

「飲んだと言っても、ほんの少しだ。診療はできたんだ。看護師からの電話では、出血は止まってきていると言われたから、大丈夫だと判断したんだ」

「じゃあ、看護師が大丈夫と言ったら、医者は診なくていいものなんですか？　僕は歯科医師ですが、歯科衛生士が大丈夫だと言ったからと言って、診ないようなことはないですよ。医療ってそういうものなんじゃないですか？」

僕のその言葉に、M先生は顔を真っ赤にして、

「看護師が大丈夫だと言っているのに、わざわざ確認に来る医師なんているわけないだろう」

という回答。僕は、

「診れないのだったら、最初から、救急車で大きい病院に行って下さい、と言ってくれたほうがよっぽど親切だろうが！」

腹を立てて怒鳴りました。

今日、話を聞いて、僕はこのままこの先生を許せないと感じました。

（大切な妻は、一時は命の危険まであり、今も入院している……。そして待望の息子は、もう帰ってこない……。しかも、入院を引き受けておきながら、完全に看護師任せで、肝心な先生は妻を診ることなく、酒を飲んで来ることができなかったなんて……）

この時点で、この先生をどうしても許せなく、訴えることを誓い、法の裁きを受けさせなければならないと思いました。

でも、どうしたらよいのか、全然見当がつきませんでした。

今までの生活の中でそんな機会は一度もないし、そんな経験のある人も知りませんでしたから……。

戦いのはじまり

僕は、卒業した大学の信用している教授に、今回の出来事を話しました。その教授は僕の無念さを完全に理解してくれました。その教授から「大学にお抱えの弁護士がいるから、そこに相談してみたらどうか」と言われました。

でも、その弁護士はこの分野に関してはちょっと強くないらしく、「この人に聞いてみたらどうか」と言われたのが、N法律事務所のS先生でした。

S先生の事務所に僕と妻で一緒に出向いたのは、この件があってから三週間ぐらい経っていたと思います。もう六月も中旬になり、季節は完全に夏でした。

事務所のドアは本当に重々しく、事務所の雰囲気もなんか威圧感があったのを覚えています。

通された部屋の椅子にしばらく座っていると、弁護士のS先生が来ました。S先生は、この事務所の長で、地元ではかなり有名な弁護士のようです。

S先生に、今までの経緯を話しました。

「常位胎盤早期剥離ですか……。これはちょっと難しいケースですね。でも、医師が早期に診ていれば胎児が助かった可能性は、ありますね……」

S先生もやはり、医師の対応に問題がありそうだ、と言いました。そして、

「まずは、井口さん、M先生に奥さんのカルテを開示してもらって下さい。強制的に開示させる方法もありますが、それだと物々しくなりますから……」

と言いました。

僕は「はい。わかりました」と言いました。


次の日、僕はM産婦人科に電話をして、カルテの件を伝えました。

電話で対応してくれたのは、M産婦人科の受付の人だった。その人は、「カルテの開示」ということに、動揺しているようだった。「院長先生に聞いてくるので」ということで、しばらく待たされた。

その後、院長先生に代わった。

「カルテを開示させてどうする気ですか？」

院長が聞いてきました。

やはり、ここでかなり警戒しているようだった。

「カルテを医療の専門家に見てもらって、妥当だったかどうか知りたいので……。是非、見せてほしいんです」

僕ははっきり言いました。

「……わかりました。では一週間くらい時間を下さい。カルテの量は膨大ですから……」

院長がしぶしぶという感じで言いました。

僕は「そうですか。わかりました」と言い、電話を切りました。

後で思ったことですが、この時に、もっと強制的に開示させる処置を行っておけば、後々、行われる裁判はここまで長くはならなかったかもしれません。


僕は、一週間経って、開示されたカルテをM産婦人科へ取りに行きました。

すべてのカルテという割には、それほど厚くないなと思いました。

そしてその開示されたカルテを弁護士のS先生に渡しました。

S先生は、それを、

「一週間ほど預かります。先方に落ち度がないか、検討します」

と言って持って行きました。

疑　念

それから一週間ほどして、S先生から電話がありました。

S先生が言うには、「やはり首をかしげたくなる対応でした」とのことだった。

「電話では伝えにくいですから、事務所に来ていただき話しましょう」

その日は、夏の暑い日だったと思います。

僕は歯科医院を開業してまだ二年も経っていない頃でしたが、午前のみ医院で仕事して、午後にS先生の事務所に伺いました。

重い雰囲気を醸し出しながら、S先生が差しだした紙は二枚ほどありました。

「私は井口さん（妻）のカルテを見ながら疑問がわきました」

紙をさしながらS先生が口を開きました。

1．カルテには、入院時の児心音は正常である旨の記載がありますが、開示を受けた胎児心拍数モニタリングによれば、心拍数の基線は145前後であるものの、基線細変動に欠けており、サイン曲線を示しているものと思慮されます。
いわゆるサイナソイダルパターンではないかと思われますが、貴医院のご見解をお聞かせください。

2．サイナソイダルパターンであるとすると、胎児が低酸素状態等になった場合に出現することが考えられ、母体の外出血が多量であったことを勘案すると、胎盤剥離等の異常事態が生じていることが予見されます。

3．開示を受けた温度板によれば、母体は、午後10時20分の時点において収縮期血圧112・脈拍120であり、ショック指数（ＳＩ）は1であったことがわかります。

同指数は、循環血液量減少性ショックにおいて指数として有用であるとされているところです。

本件は出産時の出血ではなく突然の出血ですが、産科においてはＳＩ：1は約1・5リットルの出血量であると言われており、直ちに輸血は必要ではないもののこれが必要になることを考えて高次医療機関への搬送を考慮しなければならない状態であると思慮いたします。

しかるに、貴院においては、輸液をするだけで医師が診察をすることもなく、したがって、高次医療機関への転送準備もしないままに徒に時間を経過させているのではないかと思われます。

上記のとおり、胎児心拍曲線が正常ではなく、母体が大量出血をしていることが容易に推定される本件において、医師の診察が午後11時45分（この時点では収縮期血圧96・脈拍148でSI：1・5で出血量は2・5リットル程度であると推定されます）となった理由についてお聞かせください。

4．上記事実関係を踏まえて、貴医院においては、通知人らに対する謝罪や賠償についてどのようにお考えでしょうか？　お考えをお聞かせください。

「このような内容の文を先方に送付しました」と言いました。

「そして、その返事を一週間ほどして先方からいただきました」


そこには、各質問に対しての返答がありました。

M産婦人科に来てから救急車で運ばれるまでの間の妻の経過と医院で看護師が行った処置について書いてありました。

しかしそこには、僕らがM産婦人科に行った時間より遅く記されており、M先生が実際に内診した時間より早く記されているような気がしました。

肝心の返答には、「処置に遅れはなく、典型的な常位胎盤早期剥離を疑うような所見は認められなく、問題はなかった」ということが記されていました。

また、サイナソイダルパターンの波形についても、そのような所見は認められないような旨が書かれていました。

そして、決定的に問題があると思われる出血によるショックインデックスにおいても、問題がないレベルだとも書いてありました。
（この先生は、ほとんど看護師任せにしておいて、ほぼほぼ自分で診てはいないのに常位胎盤早期剥離のような症状ではなかったと言い切っているのが、何より問題なのに……）

結局、この医師は自分は精一杯の医療行為を行った、賠償するつもりは毛頭ないということが書いてあった。

これを見た時、本当に怒りがこみ上げてきた……。
僕たち夫婦の気持ちは決まっていた。
そう、訴訟を起こすこと。

その旨を、弁護士のS先生に話しました。

「わかりました。では、その準備に入りますが、その前に協力医を立ててこの件を見てもらい、意見をいただきましょう。井口さんは知り合いのお医者さんはいますか？　できれば、産科医がよいのですが……」

S先生が言いました。

「僕は知りませんね。どうしましょうか？」

「では、医療事故情報センターに依頼を出して、この案件に問題はないのか見てもらいましょうか？　そこに依頼すれば、専門の先生が見てくれるのでいいと思いますよ」

S先生はそう言い手続きを始めました。

決裂

それから、しばらくして、秋風が吹く頃にS先生から連絡がありました。S先生がM医師に出した質問に対する回答についての話でした。

回答1. 本事例の胎児心拍モニターの所見では、胎児心拍にはっきりとしたサイナソイダルパターンの所見は指摘できないが、細変動は減少傾向にある。さらに、軽度の変動一過性徐脈が二度ほど確認できる。
子宮収縮はさざ波様の子宮収縮に近いと思われる。

これは、常位胎盤早期剥離を疑う所見です。


回答2．胎盤早期剥離の場合、初期症状として出血や腹痛を訴えた場合に疑うことから始まる。

その際、外出血は比較的少量であったり（剥離した胎盤と子宮壁間に血液が留まるため：潜伏出血）、腹痛なども なく初期の頃は、無症状のこともあるので、注意しなければならない。すなわち、初期症状は切迫早産徴候と類似するからです。

ところが、本事例の場合、医師の診察もなく電話だけで切迫早産と判断され、子宮収縮抑制剤の点滴で経過観察されていますが、入院時の収縮期血圧112、心拍数120でショック指数は1・07である。

提示資料より、すでに二〇一〇年四月に産科危機的出血への対応ガイドラインがあり、ショック指数が1になった時点で高次医療機関への搬送も考慮されなければならない。

また輸血の準備も行う必要があります。なぜなら産科では外出血が少量でも生命の危機となる疾患があり、容易にＤＩＣにも併発する徴候があるためである。

やはり、この医師の対応はあまりにも悪く、きちんと診てもらうことができたら助かった命なのだと確信できました。

そして、S先生にM医師を告訴することを伝えました。

するとS先生から、

「では、いくらくらいの損害賠償金を請求いたしますか？」

と質問されました。

「一億円でも二億円でもいいじゃないですか！　人が一人殺されているんだから」

僕は興奮して言いました。

「お気持ちはわかりますが、一応、相場というものがあります。この懸案については一千万円ぐらいが妥当だと思います」

S先生は淡々と言いました。

その提示された金額はあまりにも低く到底納得はできませんでした。

「なぜこんなに低いのですか？　金額の問題ではないのはわかっていますが、人が一人殺されているんですよ！　請求金額というのは決められているものなんですか？」

僕ら夫婦は食い下がりました。

「お気持ちはわかりますが、そういうものなのです。出生してから亡くなったのと、胎児で亡くなったのとは違うのです……」

S先生はずっと変わらないトーンで言いました。

僕は言い返した。

「そんなのはおかしいじゃないですか！　普通に生まれるはずの子供を見殺しにしたのだから。ほとんど、殺人じゃないか！　僕は納得いかない」

「私の言うことが聞けないのならば、私はこの話を降りますよ」

S先生から頭ごなしにそう言われ、僕はあまりにも悔しくて涙が出てきました。

このS先生からの一言には、本当にびっくりしました。あまりにも悔しくて、情けなく感じました。

僕はこの弁護士で本当にいいのだろうかと思い、妻とその日の夜に話をしました。

「俺、本当にあのS先生でよかったんだろうか……」あの人とこれから始まる裁判に一緒に立ち向かえるのだろうか……。

話し合った結果、僕たちは次の日にS先生の事務所に電話をしました。

S先生に今まで一緒に、この件について考え、立ち向かっていただいたことに対し感謝を伝えました。そして、この件について、他の弁護士を探す旨を伝えました。

S先生は電話越しに「あ、そうですか」とただ一言だけ言い、乱暴に受話器を投げ捨てて電話を切ったようでした。

この態度には、怒りを通り越して、むなしい気持ちだけが残りました。

難航

僕は、本当の意味で、僕たちの意見を聞いてくれて、真摯に考えてくれる先生を探すことにしました。

でも、探すと言ってもどうやって探せばいいのか……。

僕の先輩歯科医師で、大学の教授をしている先生に相談したところ、

「真剣に裁判をやるのならば、他県の弁護士を雇うのが一番よいよ。同じ県だとお互い知らない仲ではないから、どっかで、まあ、この辺りで話をつけましょう、ということになるから……」

と言われました。

他県の医療裁判に強い弁護士となると、それこそ全く知らず、考えられるのはインターネットでの検索ぐらいしかありませんでした。

僕は手当たり次第にインターネットで検索し、医療裁判に強い弁護士を探しました。

まず目についたのが東京都新宿区にある大きい弁護士事務所で、医療部門を持っているところです。そこに連絡をし、会う予約をとり、内容をＦＡＸで送りました。説明に来てくれた弁護士は若い女性で、あまり裁判の経験が多いようには思えませんでした。

僕は、すぐに違う弁護士を探し、そのホームページには医療裁判に強く、医師免許、医学博士号を持っているという女性弁護士がいるとありました。この人にも同様に、会う約束をとり付け、ＦＡＸで内容を送付し、面会しました。

さすがに医師ということもあって、医学用語には精通しておりました。

今までの経緯はすべて話し、ここに至る理由を話しました。

その先生は、今まで会った先生と同様、「この裁判は難しいものとなる」と仰いました。

やはり常位胎盤早期剥離という疾患は、かなり難しい疾患だということは皆、言っていましたから。

でも、どこの弁護士も「これはしっかり突き詰めていけば勝てるものだと思います」と言ってくれました。でも、

「そのためには○○大学の教授に意見書を書いてもらうために百万円くらいかかるのだけれども……」

と言うのには驚いた記憶があります。

実際この先生の成功報酬料金は凄く高く、他の弁護士依頼の二倍以上かかるもの

でした。

当時、歯科医院を開院して二年も満たない僕に、何百万円もかかる費用を払うのは難しかったです。

この人に頼めば裁判に勝てるのではないかという期待は、もちろんありましたが、費用面から考えてもなかなか厳しいのが現実でした。

そして、どうやって医療に強い弁護士を探したらいいのか、誰がこの裁判に適任の弁護士なのか、全然わからなくなり、途方に暮れていました。

出会い

そんな中、スマホを眺めて、今回の医療事故と同じような起訴内容で勝訴となり、損害賠償金が二千二百万円となる裁判内容のものを見つけました。

ちょうど、この医学博士で弁護士に面会した直後の新幹線の中だったので、ある意味、運命的なものを感じました。

その先生はT先生といい、医療裁判でも特に産科による医療事故を専門に、依頼を受けているようでした。

家に着いて、早速、メールで状況を説明したところ、質問用紙がＦＡＸで送られてきました。それに回答し、ＦＡＸをしました。

そして、後日、東京の四谷にあるＴ先生の事務所でお会いしました。この時は、僕一人で行きました。

事故内容のこと、Ｓ先生に依頼していたこと、そして、弁護士探しの経緯のことすべてを話しました。

Ｔ先生は、今まで会ったどの弁護士の先生とも違っていました。雰囲気は人のよいおじさんで、実際によく話を聞いてくれました。上から押さえつけるような言い方は一切ありませんでした。

この時、「この人だ」と思ったことを今でも思い出すことがあります。

そして何よりＴ先生は、まず、そこにいない妻と娘を気遣い、

「この度は大変でしたね。奥さんと娘さんは精神的にも体力的にも大丈夫ですか？」

という言葉から始まりました。

「質問事項の回答を見ました。それにしてもこれは大変な医療事故だと思いますよ」

先生はそう言うと、

「カルテの開示とかはどのようにしてもらったのですか？」

と聞かれたので、

「相手に電話して、三日後に取りに行きました」

と答えました。

するとT先生は、

「うーん、それだと、相手にカルテを直させる時間を与えてしまっていますね」

と言い、

「本当は裁判所から通知を出してもらって、強行にカルテを開示させたほうがよかったのですが……。まあ、今更それを言っても仕方ないですが」

と、少し残念そうに言われました。

そして、この事故の詳細をすべて話し終えたところで、「どうしますか？」と聞かれました。

「これは、立派な事故ですよ」

「できれば、訴えたいと思います。あの人に直接会って説明を聞いても全く納得できる回答ではなかったですし、何より来れなかった理由は酒を飲んでいたから……。そんな医者をそのままにしていていいわけないと思いますからね」

僕は言い切りました。T先生は、

「わかりました。では、いくらくらいの損害賠償請求しますか？」

なんと、今回はいきなりこの質問だった。

「その辺りのことについては、前回もS先生と話し合いになって、一千万円が相場だと言われました……頭ごなしに。基本的に上限はないんですよね？　僕は到底納得いくものではなかったです。だって、源は、息子はあの先生に見殺しにされたんですよ。僕は五億円でもいいと思います」

僕はS先生とのやりとりを思い出し、気色ばんで言いました。

「一千万円？　いい線ついているな……。井口さん、気持ちはわかりますが、裁判には相場というものがあります。特に胎児の場合、奥さんの体の一部として解釈されるのです。そうなると、そのぐらいの金額が妥当かもしれません」

T先生は僕をさとすように言われました。

僕は、気落ち気味に「そうですか……」と言いました。

僕の気持ちを察したのか、T先生は、

「では、二千万円で賠償請求しましょう。その際に、最初から二千万円を請求すると裁判も費用がかかります。最初は低く請求して、途中でその金額を上げると、費用も少なくて済みますからね……」

と説明してくれました。

「井口さんは歯科医師で歯科医院を開業しているとはいえ、まだ開院間もないみたいですものね」

「はい、正直、お金はあまりないです。でも、この件に関してはあの医師を絶対に許してはいけないと思うんです。お金をあらゆるところから借りてでも、裁判するべきだと思います」

実際、僕はこれから裁判費用を工面しなくてはならない。

「わかりました。では、その準備をしましょう。まずは、M先生にその時の説明を求めましょう。向こうの言い分もあるでしょうから、それを聞いてみましょう。もちろん録音させてもらいます。向こうも弁護士を立ててくるでしょうから、そこで納得のいく説明を求めましょう」

T先生はゆっくりと話を続けました。

「その説明を聞いてから、訴訟に踏み切るべきかどうか判断しましょう」

こうして、T先生がM産婦人科と連絡を取り、その日程を決める運びとなりました。

T先生の事務所を後にして、僕は帰りの新幹線に乗りながら、このやりとりを妻に電話連絡しました。

僕の気持ちは、もうこの先生しかいないと決まっていましたからね。

妻に今日の出来事を伝えると、妻もようやく受けてくれる弁護士が見つかったと思ったのか、電話越しに泣いている様子が窺えました。

対決

一週間後にT先生から電話がありました。

「○月○日に私がそちらに伺い、M先生に会って、説明会を開いていただく運びとなりましたが、井口さんも同席していただけますか？　できれば、そのほうがよいと思いますので」

僕は「もちろん行きます。妻も一緒に」と即答しました。

「当日は、相手も弁護士を同席させるようです。その中での話し合いの内容はすべて録音させてもらいます。もちろんそれは同意を得ますから」

そして、当日を迎えました。

僕たち夫婦は、緊張した顔でM産婦人科医院に行きました。

迎えてくれた看護師さんに通された場所は、医院の会議室でした。会議室は広く、僕たちと相手側の六人で使用するにはもったいないほどのスペースでした。

説明会に先立って、先方の弁護士から趣旨の説明があった。

「今日はM先生が、この件について説明いたしますので、質問がある方は挙手して下さい」

相手方の弁護士Bさんが言った。

会議が始まってすぐに、T先生の相方の弁護士I先生が質問を始めました。その口調はかなり強く、厳しいものでした。

そして、その質問はいきなり核心を突くものだった。

「五月十九日、井口さん（妻）からの電話を受けて、あなたはこの医院に来るように促しましたよね。それなのに、すぐに対応せず、看護師に任せっきりだったのはなぜですか？」

唐突な質問で、僕はびっくりしたが、M先生側もビックリしていた。

「電話を受けたのは、看護師です。私は外出していたために、すぐに対応できなかったにしても、看護師のほうで対応はしていました」

Mが答えた。

それを聞いたT先生は黙っていられず、怒り気味に言いました。

「来るように指示したのは、あなたですよね？　そう言ったのに、あなたがこんなに遅れてきたのはなぜですか？」

「それは、症状からして切迫早産か前置胎盤が考えられます。その二日前の健診では前置胎盤はないとわかっていましたから、切迫早産であろうと思いました」

Mは言いました。さらに、

「常位胎盤早期剥離の症状は出血だけでは判断するものではなく、お腹の張りとかはないということを看護師からも聞いていましたので、切迫早産の可能性が高いと判断しました」

「それは、看護師の話を聞いただけで判断したわけですよね。実際にあなたは、診たわけではないですよね？」

T先生はさらに尋ねました。

「確かに診てはいませんが、私がずっと医院にいるわけではないです。看護師が診ているわけですから。当院の看護師は皆、経験を積んでいますからね。信頼していますし。単純に出血だけで脈拍や血圧も安定しているのに行かなければいけない必要はありませんよ」

Mは憮然としたように言いました。

「でも、井口さん（妻）は出血が止まらないです、と言ってたわけですよね。ましてや、ショック指数というのも知らないわけではないですよね？」

T先生は即座に言い返しました。

「もちろん、出血性ショックインデックスのことは知ってますよ。でも、この出血性ショックが1を超えたからと言っても、直ちに救急車を呼ばなくてはいけないというものではありません」

Mも負けじと言い返した。

「このような出血多量の状況になって、初めて常位胎盤早期剥離を疑ったということですね」

T先生が言うと、Mは頷きながら言った。

「そうです。この病気の鑑別は大変難しく、唯一、特徴的な腹部の板状硬結はなく、患者さんである井口さん（妻）もそのようなことは言っていなかったと聞いていますので、私はおそらく切迫早産を疑いました」

「よく精査しないで、よく塩酸リトドリンを使用しましたね。しかも、いきなり高濃度のものを……。この塩酸リトドリンを使用したのはなぜですか？」

T先生は聞きました。

「初めから常位胎盤早期剥離を疑って診ることはないと思います。しかも常位胎盤早期剥離に見られる、腹部の板状硬結は本人の口からも聞かれてませんからね」

Mが言いました。

さすがにこの時は、腹が立った。でも、その時の状況を僕は見ていないので何も言えなかった……。

妻は怒りに体を震わせて、涙を流しながら首を横に振った。

そして、こんなやりとりがしばらく続いて、Mの気力が奪われていくのを感じたのか、Mの弁護士のBは質問を止め、

「もうこれ以上お話ししても、ラチがあきませんね。全く、こんな説明会になるとは思わなかったですよ」

と言うと、なんと捨て台詞を吐いた。

「これ以上、何かやるというのならば、裁判でも何でも起こせばいい。受けて立ちますよ」

裁判準備

その後、僕たち夫婦とT先生は当然ながらこの説明では納得することはできずに、裁判を起こすことを決めました。

ただ訴訟を起こすと言っても、先立つお金がなかった。賠償請求の金額によっては、それこそ何百万円と必要だから……。

前回、T先生が言われたように、最初は高額な請求をせずに後から吊り上げるという方法もあることがわかった。

それでも、百七十二万五千円かかるとのこと。それ以外にも、弁護士費用や訴訟料……。弁護士費用は成功報酬の二五パーセントだとしても、初期費用に四百万円はかかりそうだった。

僕は、当時、歯科医院を開業してまだ二年ほどで、経済的に安定している状態とはとても言えなかった。

すぐにでも訴訟を起こしたい気持ちでいっぱいだったが、お金の面が心配だった。訴訟を起こす金額と、裁判所に払う金額は何とか用意できたとしても、様々な経費、中でも医者の意見書などはかなり高額だった。

（四百万円の工面をどうしようか……）

妻と話し合った。

元々銀行には開業資金調達のために多額の借金をしていた。その額は、一千万円ほどあった。これから、また四百万円の借金をするのは無理がありすぎる。

僕は実家の両親に直接会って、金の相談をすることにした。

ここまで、おおよその経緯を知っている親父は、もうすでに七十歳を超えていた。お袋も七十歳近くだった。

その年老いた両親に男の子の孫の顔を見せてあげることもなく、こんな訴訟問題に巻き込むのはどうか……と悩んだ。

でも、頼れるところがここしかないというのも事実だった。

一人で、S県の実家に車で向かった。一泊する予定で行った。

実家に着いて一服すると、親父が昼寝から目を覚まして僕のいるリビングに来た。

僕は、今までの経緯を両親に話した。

その話をしているだけで、自然と涙が出てきた。思い出せば思い出すほど悔しさがにじみ出てきたからなのでしょうね。

でも、親父はきっと、訴訟なんてやめろと言うのだろうな、と思っていました。

しかしながら、親父の意見は違っていました。

「そうか……訴訟を起こすならやったほうがいい。じゃないと、お前自身、納得いかないだろう」

親父はそう言うと、「いくら必要なんだよ？」と聞いてきました。

「四百万円ほど……」

「お前には開業した時にも一銭も出してやらなかったから、そのくらい出してやるよ」

親父は言ってくれました。

「でも、そうなると親父たちの生活費はどうなるの？」

僕が聞くと、「俺はこう見えても金持ってんだよ」と笑っていました。

「それに前から、ボーナスとか、私たちにお金を送ってくれたじゃない」

お袋も大学や開業医で勤務していた頃の話を持ち出し応援してくれた。

本当に嬉しかった。今まで、両親に感謝はしていたつもりだったが、この時ほど親をありがたく感じたことはなかった。

親は振り込みでお金を送ると言ってくれた。僕は感謝して、実家から帰った。


それから数日して、お金は二回に分けて振り込まれた。

そしてT先生と訴訟についての正式な契約を交わしました。

裁判所に送る訴状を見た時は、ドキドキしました。

(いよいよ裁判を起こすのだな)

T先生は「では、ここにサインと判子を押して」と簡単に言いましたが、ちょっと震えました。

それから一週間も経たず、T先生から裁判所に送った訴状の写しをもらいました。

真実への戦い

ひと月ほど経った頃でしょうか、裁判所での初公判の日が決まり、地裁の第一法廷で裁判をすることになりました。

第一回目の裁判は、大きな法廷で、原告側と被告側に分かれて、裁判官も三人、事務官も一人いて、それこそ物々しいものでした。

嘘偽りは一切ないということを誓わされて、始まりました。

でも、その後はあっさりと終わり、時間にして五分ぐらいでしょうかね……。

被告側はM産婦人科の院長や看護師は出席せず、担当の弁護士だけがそこにいました。

あまりにもあっさり一回目の裁判が終わったので、僕と妻は拍子抜けしてしまった。

「こんなに早く終わるものですかね？」

弁護士のT先生に尋ねると、

「こんなものですよ」

と、簡単に言われました。

「でもこれからが、本当の戦いですよ」という言葉に少し身震いがした……。

そして、第二回目の期日が裁判の中で言われたが、結構時間が空いていた。一ヶ月以上は開いていた。

「この期間に何をするのですかね？　僕はどうしたらいいのでしょうかね」

と聞くと、T先生は「裁判に有利な証拠集めですよ」と言い、説明を続けた。

「いろいろ、ご夫婦には、協力を願わなければなりません。思い出したくないこともあるかもしれませんが、いろいろ根掘り葉掘り聞くことになるでしょう。その際は宜しくお願いします。そして、この裁判は一年半～二年以上は続くことになります。場合によっては三年以上もあるかもしれません。一回の裁判は五～十分くらいですかね……。その場では、ほとんど書類のやりとりです。それでも、裁判にはご夫婦揃って来てもらいたいんです」

僕たちは、必ず裁判には出向くことを誓いました。そしてその決意をT先生に伝えました。

「その決意をもって、意見を求められたら正直に言っていただければいいです。おそらく被告のM氏は出廷してこないでしょう。すべて弁護士任せだと思います。でも、あなたたちが出廷することによって、その思いは裁判官にも伝わるはずですから」

T先生が言いました。

「僕と妻は最初から最後まで、必ず出廷します。すべて見届けるのが、亡くなってしまった息子、源のせめてもの弔いだと思いますからね」

僕は力強く言いました。

T先生は、それを聞いてニコッと笑いました。

そして、第二回の裁判の期日が近づいてきた。

裁判前日から当日の朝にかけては、非常にドキドキした。また、あの重々しい雰囲気の中で、被告と原告に分かれて、裁判官の宣誓を聞いて、傍聴席に他人がいる中でやるのかな、と思うと気が重かった。

でも、いざその場に来てみると、部屋は小さく、裁判官は普通にスーツでした。傍聴席などはなく、もちろん傍聴者は誰一人いません。
それから何回も裁判を行っていくわけですが、ほぼこの小さい部屋でやることになります。

T先生から事前に聞いてはいたが、二回目の裁判は五分ほどで終わった。本当に書類の交換だけだった。
何か不思議な気分だった。ドラマとかのように、もっと激しく弁護士が被告人を罵ったり、逆に被告の弁護士が原告を罵ったりして、激しい論争が繰り広げられるものと思っていました。

そして三回目も四回目も書類のやりとりだった。

でも、その都度、回を重ね、裁判が終わる度に、T先生と話し合いをするようになった。

「一体いつ内容が進むのですか？　このままだと何がどうなっているのか全くわからないのですが……。そもそも僕たちが行く意味ありますか？」

僕がそう言うと、T先生は「是非、毎回来て下さい」と言いました。そして、

「あなたたちのこの裁判に向ける真摯な気持ちは、必ず裁判官に伝わります。伝わる時が来ます。それが、大切だと思います」

「前から言っているようにわかっています。僕たちは必ず行きます。そしてこの裁判に必ず勝ちます。それを、見届けないと亡くなった源に報告できませんからね……」

T先生は、少しだけ微笑んでうなずきました。

そしてこんな調子で第三回も同じように進んだ。

僕らは、この状況で話が進んでいるかどうかもわからないままだった。

このような状況が続いた中で、医師の意見書を書いてもらうという話になった。意見書とは、被告側も原告側も医学的見地に立って過失があるのかどうか見る、という作業のようだった。

今までT先生の相談役と言える医師から、妻の常位胎盤早期剥離は適切な処置を行えば命は助かったはず、という意見を聞いていた。その先生から、T先生伝いに僕たちに向けて励ましの言葉もいただいたりし、高名な大学教授とも聞いていたので、この先生にかけてみたいと思いました。

その先生は、K医科大学の元教授で、今も名誉教授という立場の高名な先生でした。

その先生の診断では、妻がM産婦人科でドップラーを装着し、胎児の心音をとっていた際にはもう、常位胎盤早期剥離症の典型的な心電図は得られていたとのこと。また出血指数から、妻の容態についてはすぐに医師が飛んでこなければいけないほどの出血量だったと予想されるそうでした。

「この先生に意見書を書いてもらうとすると、三十八万円ぐらいかかると思いますが、それでもいいですか？」

T先生からそう聞かれたので、

「もちろん大丈夫です。お願いします」

と僕は伝えました。

ここでもう一人の弁護士、T先生のアシスタントのF先生が、「相手の意見書が見物だわ」と言いました。

「一体どういう人が受け持ってくれるのでしょうね？　弁護する意見書なんて、これで出せるのですかね？」

　僕もそう思って言った。

「ホントですよね。これだって記録が残るわけですから、下手なことは書けないはずですからね。どんな先生がどんなことを書いてくるのか見物だわ」

　F先生も言いました。

「こういうのを書くのって、なんか基準とかあるのですか？　大学教授じゃなきゃダメだとか……」

と聞くと、F先生は「いえ、特にはないですけど……」と言いながらも、

「でも、それなりに地位のある人に書いてもらわないと、裁判では役には立たないですからね」

と教えてくれました。

　僕が「ということは、開業医ではダメなんでしょうか……」と聞くと、

「ダメではないと思いますけど、インパクトは弱いですよね。認定医とか専門医と

かは必要だと思いますし、教授だったらなおさらよいのではないでしょうか」

僕は歯学部出なので、医師の知り合いは何人かいたが、適任と思う人は存在しなかった。そこで、T先生の知り合いのK医科大学産婦人科の名誉教授である医師にお願いすることにした。


そして、第三回目の裁判が始まった。

この時も前回と変わらず、会議室での裁判であった。

ここでもMは裁判に参加せず、先方は相手弁護士のみであった。

前回同様に、相手側との書類の交換がメインであった。

ただ今回は、裁判官からT先生への書式についての確認があった。そして、先方の弁護士からも質問を受けていた。

ちょっと心配になったが、十分ほどの会議後、T先生としては好感触だということだった。

どうしてそう思えるのか、と尋ねたところ、「裁判官がこちらのほうの意見をかなり聞いているようだ」と言っていました。素人の僕には全く理解できませんでしたが、F先生も同じことを言っていました。


四回目の裁判がまたひと月ほど開けて始まった。

ここでもすぐに裁判は終わった。

今回は、M側からの陳述書が出た。

M側の弁護士から伝えられるコメントの中から聞こえてくるのは、全く問題ないというM医師の対応だけだった。別に医師が、その場にいなくても仕方ないし、仮にいたとしても源の命は救えなかったのではないか、という主張に変わりはないようだった。

第五回目の裁判は、陳述書を読んだ裁判長から原告・被告の弁護士に対して、医師の意見書を提出するように指示があった。

この意見書はT先生のお抱え医師のK医科大学の名誉教授に書いていただく手筈は整っていた。

もともとこの裁判を起こす前にこの件について相談に乗ってもらった先生だ。

この意見書は、あくまでM産婦人科で開示されたカルテとデータを元に、客観的に裏付けをとって事細かく書いていただくものです。

このカルテはあくまで開示されたカルテとデータです。改ざんされている恐れがあるのですが……（実際、そのような点が何点か見受けられました）。

そして六回目の裁判が始まり、原告側、被告側の医師意見書が提出された。

なんとM側の医師意見書は公立病院の産科部長の医師だった。

この時はこの意見書を裁判官に提出するのと、被告側と原告側が交換することで裁判が終わった。


裁判終了後、T先生とF先生と話をした。

まさか公立病院の先生が被告側につくとは思っていなかったので、正直驚いた。

というのは、公立病院の先生からあの時、もっと早く搬送されてくれれば、助かったのではないか、というコメントを聞いていたので……。

妻の担当医師ではないにしても、誰がどう見ても明らかに怠慢のあった医師に対して、公立病院のそれも産科部長の先生が味方につくなんて……と思っていた。

そのことを、T先生とF先生に言ったところ、

「この先生、Mの後輩らしいね、大学の……。逆を言えば、今の大学の教授に頼めなかったのは、自分の落ち度が明確で頼みにくかったのではないかな？　だから、言いやすい後輩に。それも高名な人というところで……」

と説明してくれました。

（でも、本来、医師として……、人間として、あんなMに高名な先生がつくなんて……）

その時の自分は考えられなかったです。

そして、その内容は、処置は誤っていなかったと書いてあった。搬送されてから一時間以上、診なかった点には何も触れずに問題はなかったと書いてありました。

（医者ってクソが多いな）

これを見て、心の中からそう思いました。

（このような意見書を見て裁判官は何を思うだろう？　医学的なことはわかるのだ

ろうか？　そもそもの争点は処置の誤りというよりも、あまりにも初動が遅く、看護師任せすぎだったということなのだけれども……）

攪乱されないことを祈っていました。

そして、次の裁判はリモートでやるということで、僕らは出廷することなくT先生とF先生にお任せした。

その日の裁判には特に進展はないようで、それこそ文書のやりとりだけのようだった。

長い長い戦い

二〇一五年四月、第七回目の裁判で、ショッキングなことが起きた。

なんと、裁判長が交代してしまったのだ。

T先生に聞いてみると、このようなことは決して珍しくなく、国家公務員である以上は、年度初めの異動はよくあることだそうです。

医療裁判は判決が出るまでは長く、数年かかるのは当たり前のようですからね。

ただこの人事異動が、裁判の勝敗を分けることがあるのも事実らしいのです。

そのため第七回の裁判では、代わった裁判長に初めから事の経緯を伝える作業があった。

また、争点である、

「M先生は、なぜ、診なかったの？　なぜ、診られなかったの？」

というようなことを、裁判長は書類を見ながら言っていた。

あとは、お互いの弁護士同士の書類のやりとりだった。


そして第八回目の裁判では、また書類の交換が両弁護士で行われて五分もかからずに閉会しようとしたその時、両弁護士が裁判長に呼び止められた。

「ちょっとお話ししたいことがあるので、両弁護士は残っていただけますか」


僕と妻は、F先生とT先生が部屋から出てくるのを待った。

五分ほどして部屋から出てきたT先生は、

「井口さん、和解の話が出たよ」

と言われました。

以前から、そういうような話は出ていたが、今回はM側の弁護士からではなく、裁判長からの打診であったとのことだった。

「T先生はなんて言ったのでしょうか?」

僕は聞きました。

「『現状では考えていませんが、井口さんも条件次第では考えないこともないと思いますが……』と言っといたよ」

僕は、先方の弁護士ではなく裁判長からというのが驚いた。

でも、この時点では、僕には和解という選択肢は全くなかった。

「でも、もし条件がよいものを提示されたら、考える価値があると思うよ」

とT先生は言った。

「ちょっと待って下さい。T先生、僕は徹底的にやりますよ。何ですか、和解って！しかも先方からでなく、裁判長からそんな指示が来るのなんて、ちょっとおかしいですよ」

T先生は、僕の気持ちを踏まえてか、

「まあまあ、気持ちはわかります。でも、条件次第ではのまないといけないことだってあるかもしれないんですよ。勝訴という結果が出たからといって得じゃないことだってありますからね。場合によっては和解にのっておいたほうがよかったということだってあるんです……」

「どういう意味ですか？　和解したら、天国に行ってしまった源に申し訳なく思いますよ」

僕は納得できず言い返した。

T先生は、「まあ、気持ちはわかりますけどね……」と言っていた。

この話し合いはなんとなく腑に落ちないまま終わった。

そして九回目の裁判が始まった。

この裁判では、資料をかなり読み込んできたのか、裁判長からいくつか質問を受けた。

それは他愛のないことで、陳述書を見ればわかるだろうと思うことばかりであったが、最後に裁判長は、

「どうして一時間四十分もM先生は来なかったのかな……」

と独り言のように言った。

これを聞いて、Mの顧問弁護士は、

「それは、信頼をおける看護師で対応していましたからね。この程度の出血では急変とは言わないです。M先生のほうでは、電話で指示もしていましたし。M先生も人間ですからね。休養は必要ですから」

と覆い被さるように言った。それに対して、T先生は、

「そうなんですよ。そこが問題なんです。出血性ショックを起こすまで来ないなんてありえない」

と言った。先方の弁護士もこれを聞いて少し声を大きく強めに、

「医師は絶対いつも病院にいろというのか？　人間だぞ」

と言い、それを聞いて、

「でも、これだけの出血があって受け入れているのならば、責任はあるはず。無理なら最初から、救急搬送するべきだったんではないのか」

と言葉の小競り合いが始まった。

それを遮るかのように、裁判長が僕たちに顔を向けて、

「より明確な時間的事実を明らかにすることがこのポイントですね。例えば、どの時点で出血がひどくなったのか、その際に看護師はどのような処置をしたか、M先生はどのような指示をしたかを明らかにすること」

と言った。それを言って、この裁判は終了した。

部屋を出ると、T先生が興奮気味に「これはいい感じだぞ」と僕に向かって言った。

どうしてなのか全くわからなかったが、T先生とF先生が言うには、

「裁判長が言ったのは『これを明らかにできれば、あなたたちに有利になりますよ』というサインなんですよ」

僕はそうなのか……と思い、こっちに有利な展開に少しはなったのかと思い始めた。

「じゃあ、妻が医院に運ばれてから、どういう経過か追って行けばいいですよね。看護師の対応は適切なのかがわかればいいのですよね。でも、それはもう記載済みなんじゃないのですかね」

「確かにね……。でも、内容から読み取れることもあるので、そこを相手側に質問

して追い詰めるのがよいと思う。向こうは、あくまで自分は正しかったんだとか、落ち度はないということを言ってくるとは思いますが。結局、辻褄が合わなくなってくるでしょうね。今更ながらですが、カルテの開示を求めるよりも、裁判所からカルテ開示依頼を出してもらえたほうがよかったですね」

T先生は言った。

F先生は、

「今更そんなことを言っても始まらないでしょ」

とT先生をたしなめていた。

でも、明るい材料が少し見えたみたいで、二人の顔はいつになく穏やかであった。

それから、T先生とF先生は時間軸で経過を追って行くとのことで、僕らに時折、電話やメールがあった。

それは、「救急隊と連絡をとることは可能か？」とか、「担当の看護師に何とか連絡をとることはできないか？」ということであった。僕は、その場では「そうですね。何とか聞いてみます」とは言ったが全く当てはなかった。

ただ、あの時の担当の看護師は辞めているということを聞いた。改めて、T先生にその旨をメールで送った。T先生からは、

「そうですか……致し方ないです。カルテからその旨をたどってみます」というメールの返信があった。

その後、何か新しい事実は見つからないか、僕自身もカルテを見直してみたが、新しい不備は認められなかった。

やっぱり、こういう時は裁判所に直接言ってもらって、カルテをカメラマンに撮ってもらって改ざんできないようにするべきだったな……と後々後悔したことを覚えている。

そして、秋口に次の裁判があった。

ここで言われた主なことは、源が亡くなるまでの時間と帝王切開で取り出した時間を、スライド方式で考えているらしいことがわかった。

T先生によると、こちら側にすると、あまりよい雰囲気ではないかもしれないとのこと……。

このスライド方式というのは、よく交通事故の裁判などで使われるらしい……。時間軸のみで事実を捉えるようなやり方で、争点がぶれるような考え方かもしれないとのことだった。

それはなぜなのかをT先生に問うと、

「胎児が時間的に助からなければ仕方がない、という計算になるかもしれないからね。適切な処置がされたかどうかというより、胎児の脈がなくなってから帝王切開で取り出されるまでの時間を計っているような形になると思う」

「そうなると、どうして不利なのでしょうか?」

と僕が尋ねると、T先生が説明してくれました。

「そうなると、救急車で井口さん(妻)が搬送されて胎児の脈がなくなって、それから帝王切開で取り出されるのにどのくらいの時間がかかったのかということが焦点で、Mの対応云々ではなくなるかもしれないよね。そうなると、どこに責任があるのかわかりにくくなる気がするんだよ……」

「そうならば、僕らはどう対応すればいいのですか?」

と聞いたら、T先生は、

「まずは、井口さん(妻)と胎児がどうしてそうなったのかを、もっと明確に裁判官にわからせるべきだね」

と言った。続けて、

「そこに至るまでの過程の中でMの不適切な処置でそうなってしまったということ

を、より明確にしていくんだ」

（でも、これ以上、どうやってそれを裁判官に伝えたらいいのか……。どう言ったらわかってもらえるのか……）

本当に困りました。

「大丈夫。もう一回、丁寧に説明するんだ。場合によっては鑑定してもらうという手段もあるね」

T先生が力強く言ってくれました。

「鑑定？　それはどういうことですか」

と聞いてみると、F先生が説明を始めた。

「鑑定とは、裁判所から指定された医師が公平な判断で適切な処置がなされたかどうかを決めるわけです。この状況なら、鑑定されたほうがいいかもしれませんね」

「でも、どういう医者が診てくれるのかは、わからないけどね……。正直、賭けでもある」

とT先生は言った。

僕は、その時、ふーんと思った。

（でも、ラチがあかないのなら……こんなに長く裁判が続くのなら……）

早く結果がほしい気にもなっていた。何がどうなっても、この裁判で負けるという気はしていなかったし、負ける要素はないはずと思っていたから……。

でも、T先生とF先生の顔色はあんまりいいようではなかった。どちらかというと、僕ら夫婦を心配させまいと努力しているようにも見えた。

そして､次の裁判を待つ間､僕はこの鑑定という制度に凄く興味を持つようになった。

ここまで、何年もかかり、月に一回の裁判も進んでいるのか進んでいないのかよくわからなかったから。

僕らの意見書を書いてくれた医師は、適切な処置を施していれば無事に生まれただろうという主旨の意見書を書いているし、被告側の医師の意見書は、常位胎盤早期剥離という診断結果から死産は致し方ないという主旨を書いている。

（この違いは医学的見地から立証できないものなのだろうか？　源の死産は致し方ないことだったのだろうか）

自分の信念が少し揺らぎ始めていたのかもしれない。

悶々といろいろなことを考えさせる期間であった。

そして、また裁判が始まった。その裁判はいつものように書類の交換から始まった。

「どうして、M医師は受け入れをしてすぐに来なかったのだろうか？」

裁判長が前回と同じぼやきを始めた。

すかさず、T先生が、

「それはM医師の怠慢から井口さん（妻）の常位胎盤早期剥離を見逃したのは明らかですから。出血性ショックインデックスも異常値なのに……」

といつものように言った。

そして、被告側の弁護士のBも言い返す。

「医者だって人間だぞ、ずっと病院にいて診療してろと言うのか。それに出血性ショックインデックスだって、そこまで危険じゃないと言っているんだ。産婦人科学会のガイドラインに従って行動している」

それに反論するのに、T先生が、

「でも、それはM医師が診て判断したものじゃないでしょう」

と言うと、さらに被告側の弁護士は、

「M医師は電話で状況を確認し、看護師に指示しているから問題はない」

このやりとりは裁判官たちも予想していたと思うが、聞き飽きてもいるようだった。

そしてさらに今度は、お互いが依頼した医師の意見書をとり上げていがみ合う構図を予想していたと思う。

案の定、裁判長は困惑気味に、

「この命は助かった命なのかどうか……。そこが問題でもある」

というニュアンスで一言釘をさした。

僕はたまらず、

「いっそ鑑定してもらえませんか？　鑑定医に見てもらえないのですか？　これじゃ、いつまで経ってもラチがあかないじゃないですか。僕側の医師は適切な処置を行えば、助かったと言っている。でも、相手方の医師は何をしても助からなかった命だったと言っている。一体どっちが正しいのですか？」

と、つい声を上げてしまった。それを言った後、思わず涙が出た。場違いなところで、つい発言してしまった後悔と今まで押し殺していた悔しさが噴出してしまったのだと思う。

横に座っていたT先生は僕を制止して、「やめなさい、落ち着いて」と言った。僕は言葉を止めて、下を向くだけであった。

でも、妻は僕にそっとハンカチを渡して、背中にそっと手を置いてくれた。

この時の気持ちは、恥ずかしさもあったけど、言いたいことが言えたスッキリさもあった。

しかしながら、この言動は結果的によかったことがあったと、その後の裁判をしてみて感じた。

それを知るのは、まだまだ先のことではあるが……。

裁判長は僕のことをじっと見て、何かを言いたそうだったが、そのままT先生に向かって「いや、まだ鑑定をする必要はないと思う」とだけ言った。

僕は「どうして……」と言いたかったが、T先生からは黙っていなさいと言われたので、何も言わなかった。


歯切れの悪い裁判が終わって、T先生とF先生、妻と話をした。廊下にちょうど四人ぐらいが座れる長椅子があったので、そこで話をした。

僕はまず、T先生に「つい、出しゃばってしまい、申し訳ありません」と言った。

T先生は「いやいや、大丈夫です」と苦笑いしていた。

F先生は「いいえ、気持ちわかりますよ。長引いていますからね」と言った。

急展開

その後、またひと月ほどして裁判が行われた。

ここでも、今までの繰り返しで大きく変わった様子はなかった。今までの検証のような感じだった。

でも、裁判長はなんとなく語調が強かった。

「M医師からも話を聞かなければならないな」というニュアンスが節々に入ってきた。

そして、証人喚問が行われるような運びになった。

「次回は原告と被告に来てもらい、証人喚問をし、結審を行うようにしましょう」

そう裁判長は言った。

「もし、それでこの結果に満足がいかないようならば、上告してもらえばいいと思います」

とも言った。

僕は、あまりの急展開にビックリした。

正直、このまま終わってしまってよいのかどうかわからなく思えた。でも、早く終えたい気持ちも少なからずあった。


この裁判が終わって、T先生が僕たちに向けて話しかけてきた。

「おそらく、裁判長は次回の結審で和解を促してくるでしょう。その際に、こちら側もその条件次第では裁判長の意見をのみ込んだほうがよいと思います」

僕は、

「でも……何か腑に落ちないような面もありますが……」

これに被せるように、Ｆ先生が言った。

「井口さん、よく聞いて下さい。たぶん、判決が出たところであなたたちに得はないと思います。おそらく勝訴という判決だけで、損害賠償金は百万円を切るかも……。であるならば、和解でもそれなりの金額をいただいたほうがよいと考えます。裁判にかかった弁護士費用や、これまでのご苦労を考えると、そんな金額では済まないのではないでしょうが」

「確かに……そうだなという気持ちもありますが……。でも、勝訴という判決をとらずにいるのは亡くなった源に申し訳ないような気もして……」

僕が迷いながら言うと、

「私たちは、あなたたちに損をさせるわけにはいかないのです。それが仕事ですから」

Ｆ先生が強く言った。

「はい……わかりました。そのように考えるようにします」

僕はそう言うしかなかった。

その後、妻と話していても、妻もなんとなく腑に落ちてはいないようだったが、僕たちも疲れていたんだと思う。早く終えたいという気持ちが優先していた。

いろんな思いが交錯していた。

（勝訴という一番欲しいものを得ず、ここで妥協していいのか……）

これで亡くなった源に対して本当にいいことなのかという思いがあった。

その後、何度も何度も妻とよくこの件について話し合った。

でも、明確な答えはなく、なんとなく勝訴に近い和解をとるのが一番いいのであろうなという考えに傾いてきた。

しかし金額は問題だなという気がしていた。

なぜなら、裁判費用にも相当かかっているし、弁護士費用も高額だった。

親からも四百万円借りていた。

そして裁判出廷するのにも、診療を休みにして行っていたから。

そういった面から見ても相当なコストはかかっていた。

多額の慰謝料が欲しいとは思わなかったが、見合ったものがないわけにはいかないな、とは思った。


そして、それからひと月も置かずに、いよいよ結審を迎える裁判の日が来た。

この日の裁判は今までの裁判の中で、テレビで見るような裁判に一番近いものであった。それこそ、場所は一番最初に来た、公聴席のある部屋である。そして、裁判官と裁判長は、あの司法関係者が身にまとう黒いマントのようなものを着ている。

そして最初の裁判の時と同じように、原告側と被告側に分かれて座る。

公聴席にはマスコミのような者はいないが、被告側の近いところに一人の女性と見たことのある壮年の男が座っていた。

そう、それこそこの裁判が始まって初めて見たM医師であった。今までの裁判では、弁護士のみの参加で一度も顔を見せることはなかった人だ。

そして、一回目の裁判と同じように厳粛に始まり、原告と被告が裁判官たちの前に来て宣言のようなものをした。それは、あくまで決まった文書を読ませるようなものではあるが、内容としては「これから私が言うことに嘘、偽りはありません」ということを宣誓させるものであった。

そして、裁判が始まった。

裁判官から争点を明らかにするためか、主文を読まれた。

まずは被告側の看護師が裁判官の前に立ち、T先生から質疑応答が始まった。

「あなたは、井口さん（妻）がM産婦人科に到着すると、病室に案内し、トイレに行ってもらいましたね。その際、井口さん（妻）はあまりの出血にビックリしてトイレの出血を見てもらったと思いますが、どう思いましたか？」

T先生が聞いた。その看護師は、

「トイレで見た出血は切迫早産ではよくあることなので、それほど多いとは思わなかったです」

「その後、あなたは井口さん（妻）にベッドに横になるよう指示したと思いますが、その時も出血はひどかったでしょうか？」

T先生が聞くと、

「多少の出血はあったと思いますが、それほどでもないと思いました」

看護師はよどみなく言った。

「実際に『出血はどうですか』と、しばらくして聞いてみると井口さん（妻）は『止まっています』と言っていました」

その看護師は言った。

ふと、妻のほうを見てみると、体を震わして、

「私、そんなこと言っていない。動かなければそれほどでもないけど、動くとすぐ出ます、って言ったはず」

と小声で僕に言った。

そして、T先生の質問は続いた。

「あなたは、その出血を見て特に何もしなかったのですか？」

「はい、特に出血が多いとは思いませんし、腹部を触診しても、それほど硬いとは思わなかったです」

「そして、あなたはその後、どういう処置をしたのですか？」

T先生が聞いた。

「ドップラーというものを井口さん（妻）のお腹に置いて胎児の脈を測りました」

その看護師は言いました。

「その際に、測定値を見て異常は感じませんでしたか？」

「井口さん（妻）の血圧、脈拍もそれほど異常はなく、胎児の心拍もそれほど問題ではないものでした」

「このサイナソイダルパターンの波形を見てもそう思わなかったのですかね？」

「はい、確かに少し脈は弱く血圧は低く見えますが、それほど異常ではなかったです」

T先生は続けた。

「では、○時○分の波形を見てどう思いますか？」

「少し心拍が弱っているなと思います。確かに異常を感じたので、その時には先輩ナースを呼んで対処しました」

「そして、どう対処したのですか？」

T先生が聞いた。

その看護師は「止血剤を点滴投与しました」と言った。

「それから、出血はどうでしたか？」

「問題なほどの出血はなかったと思います」


彼女の回答から反省の弁は特になかったし、非を認めるようなことはなかった。

でも、その顔色は悪く、声に元気はなく、唇も震えているようだった。

最後まで彼女はこちらを見ることなく、ただただ前を見て答えるだけだった。

それは、なんとなく僕たちに申し訳なさそうにしているようにも見えたし、敢えてそうしているかのようにも見えた。


そして、また次の人物に代わった。

Mだった。

彼は僕らには全く視線を合わせず、裁判長の前に立った。

僕は彼のことを睨むように見ていたのだろう。たぶん、その視線は彼も察知していたでしょう。

法廷に立つ彼に向けての緊迫感は相当にあったと思う。


T先生からの質問はシンプルなものだった。

「なぜ、井口さん（妻）に出血があって、医院から連絡があったのにすぐに来なかったのか？」

これに対して彼は、淡々とこう答えた。

「井口さん（妻）が、医院に運ばれたのは看護師からの電話で知りました。看護師からの連絡ではそれほどの出血ではないと最初は聞いていた。その日は、スタッフの送別会があってそこに行っていましたし、すぐに出られる状況ではなかったんで。

もちろん、お酒は飲んでませんけどね」

僕はもうすでにこの時点で、Mは嘘をついていると思った。最初、彼は僕に、酒を飲んでて行けなかったって言っていたのだから。

そして、T先生の質問は続く。

「○時○分の時点で心拍が[redacted]、血圧が[redacted]という記載があります。これは産婦人科のガイドラインに従うと、ショックインデックス1・5で輸血準備を考えなければならない状態なのに、すぐに来なかったですね。それはこの数値を見てなんとも思わなかったのですか？」

「もちろん、私もショックインデックスのことは知っていますし、それに準拠して診療しています。この段階では、まだ輸血を準備しなければいけないという状況ではないと思う」

彼は言い切った。立て続けにT先生が質問した。

「この波形を見てサイナソイダルパターンとは思いませんか?」

「まだそういった状態ではないという認識でした」

Mはそう言ってから続けた。

「看護師からの電話では出血量も大したことはないと聞いていたので、特にその時は大きな問題ではないという認識でした」

その時に僕は後ろの公聴席にいる看護師の顔を見た。彼女は下を向いていた。


そして、裁判長からの質問がMに続いた。

「看護師には具体的にどのような指示をしたのですか?」

「バイタルの確保と、胎児の様子をドップラーにて確認するのと、前置胎盤は前の診察でないことがわかっていたため切迫早産の可能性が高いと思われたので、塩酸リトドリンの点滴を指示しました」

と言うと、T先生が、

「看護師の手技や診察能力に不安はなかったのですか？」

と問う。

「当院では夜間当直ではベテランと若手スタッフでタッグを組ませるようにしていますし、月に一回の研修もやっております。能力的には全く問題ないです。ただその時の出血量を確認していたのは若手の看護師なので、その確認の仕方に問題があったかもしれませんね」

Mは何でもないように言う。

それを聞いていた、先ほど質問されて後部席で待機していた、当時の若手看護師の顔を、僕は見た。その顔は明らかに怒っており、眼光はとても鋭く、それは僕たちではなくMに向けていた。

それは、彼女が看護師としての正義と、自分の身を守るためにMや担当弁護士にこう言うようにと言われたというものか、自分の中で強い葛藤となり戦っていたのだと思う。

その時、たぶん、この人もつらいのだろうな、と思った。


そして、この後、ビックリするようなことが起きた。

明らかに自分は全く非がないというMの態度に、空気は凍っていた。

T先生がMに尋ねた。

「では、あなたは医院に来て、井口さん（妻）にどのような処置をしたのですか？出血性ショックインデックスが1・5であったわけですよね。輸血などは行わなかったのですよね」

「医院に来てからすぐに内診をいたしました。出血は確かにありましたが、常位胎盤早期剥離の特徴であるお腹の張り、いわゆる板状硬結は見られませんでした」

Mの言うのを聞いて、すかさずT先生が、

「カルテにお腹の張りがあり、というようなことが書いてありますが……」

と質問した。少しばつの悪そうな顔をして、

「内診をしてしばらく経ってから、井口さん（妻）からそのように言われましたが……」

と言い訳がましく言った。

妻の顔を見たら、

「私は、言ってたよ……。硬くはないけど、張りはありますって」

と、ぼそっと言った。

そして、裁判官が、

「お腹の張りがなければ常位胎盤早期剥離とは言えないものなのですか？」

と聞いた。

「いえ、そういうわけではないのですが……。出血だけで常位胎盤早期剥離と決め

つけるのは違うと思います。出血、痛み、板状硬結というのが三大症状ですから。出血だけならば切迫早産や前置胎盤が一番疑われます。でもその数日前に井口さん（妻）の内診をしてエコーで確認した時は前置胎盤の疑いはないと思っていました」

Mが必死に言った。

裁判官は「では、疑ったのは切迫早産だったんですね」と言った。

Mは「はい。通常は切迫早産が疑われます」と言った。裁判官が、

「でも、その診断を下す時にあなたはそこにいないで、診た時は胎児はすでに重篤な状況になっていた……ということに変わりはない……」

と言っている時、そこに自分の意見を被せるかのようにMが「いや、ですから……」と言った。

するとMの弁護士が、

「話はちゃんと聞いてから言えよ！　何、訳のわからないことを言ってんだよ！」

と怒鳴り声を上げた。

この時、場内はシーンと静まりかえった。

僕たち、原告側も何が起こったのかすぐには理解できなかった。明らかにM側の弁護士がMに対して敵意むき出しで怒っているのだから……。

そして、そのM側の弁護士のMへの怒声は続き、「お前は黙っていろよ！」とまで言った。

Mはそれを聞いて勢いに押されたのか、「はい……」とだけ言って何も言わなくなった。

この時、何が起こったのか本当にわからなかったが、M側の弁護士が明らかに幕を引き始めようとしていた。

「裁判長、今、述べたとおりです。M医師はそこにいたとしても結果は変わらなかったのではないかということでもあります」

と言って、M側の弁護士は席に帰って行った。

これを聞いて裁判長は「では、井口さん（妻）、前に出て下さい」と言った。妻が原告とはいえ、法廷に立つ姿を見て緊張が走ったのを覚えている。でも、先ほどの件から勝てるだろうな、という気持ちもあった。

裁判長から妻が質問されたことは一つだけだった。

「医院に着いた時にトイレに入りましたよね。その時の出血量はどのくらいでしたか？」

「凄い出血でした。家から来る時に下着の上からタオルを当ててズボンをはいてきました。看護師さんに医院に着いたら、排尿するように促され、トイレでその出血を見た時に、ウワッと声を出して看護師さんを呼んで来てもらいました。看護師さんは、それを見て『大丈夫、大丈夫』と言って私を抱えるようにベッドに連れて行きました。そして、ベッドに横たわるように言いましたが、私は『動くと血が出ますし、ベッドが汚れてしまいます』と言ったのです。そうしたら、『ビニールのカバーをつけるから大丈夫』と言ってたのです。そのくらい出血量はあったのに、先ほどの答弁ではそんなに出血はなかったというのは、本当に本当にひどい嘘です」

と涙声で言った。

裁判長が尋ねた。

「タオルというのは手ぬぐい用のタオルですか?」

「いえ、バスタオルサイズのものです」

妻が答えた。

裁判長は「そうですか、わかりました」とただ一言だけ言いました。そして、

「被告側は何か言うことがありますか?」

とM側に聞いた。

M側の弁護士は、「特にございません」と言った。


その後、裁判長は「一旦休憩し、原告側、被告側の両弁護士はこちらに来て下さ

い」と言った。

僕らは一旦退室を求められた。

この段階でどういった話があるのかは、想像がついた。おそらく和解勧告されているのだと思った。そして、たぶん金額の折り合いをつけているのだと思った。

謝罪なき結末

しばらくするとT先生が僕らのいるところに戻ってきた。

少し興奮気味に、僕らに向かってこう言った。

「井口さん、裁判長から和解の勧告があってM側ものむそうだよ。そこで損害賠償金を五百万円ぐらいでどうかという話を受けたんだ。どうしますか?」

僕はなんて言うべきかわからなかったが、T先生の言葉には圧があったように感じられた。今までの話の流れでも、和解勧告があったらのるべきかもしれないというT先生の言葉もあったから。

そして、僕自身も長くかかったこの事故に、気持ち的に終止符を打ちたくなってもいた気がする。

僕は「T先生の言うとおりにします」と言った。

T先生は、少し興奮気味に、

「わかりました。先方とも掛け合ってみます」

と言って待合室を出て行った。


僕と妻とF先生の三人だけで、しばらく無言の時が続いた。

僕と妻は複雑な気持ちであった。

金額の問題ではないよな……と心に思う自分もいれば、金にしてたったの五百万円ぐらいかという気持ちもあった。


その沈黙の後、F先生がこう言った。

「長い間、ご夫婦で頑張ってきましたね。本当にお疲れ様です。いわば、この結果は勝訴的和解ということですね。お二方はこの結果に満足いっていますか？　おそらく完全には満足いっていないでしょうね。でも、これ以降の上訴はお勧めしませんね。場合によっては、そこで慰謝料も下げられる可能性がありますからね……。私たち弁護士は損をさせるわけにはいきません。だから……」

と言いかけたその瞬間、僕らは大きく頷いて、

「はい、これで終わりにしようと思います」

と言った。


そして、T先生が待合室に戻ってきた。

順調に話はついたようだった。

T先生は、意気揚々と「さあ、戻りましょう」と言った。

T先生としては、満足のいく結果だったのでしょう。

そして法廷に戻り、原告側、被告側の人たちが揃ったところで、

「では、和解ということで閉廷いたします」

裁判長が言った。

裁判長は最後に妻に向けて言った。

「正直に話してくれて感謝いたします」

この言葉は、僕たち夫婦にとっては嬉しかった。

そして裁判が閉廷し、すべてが完了した。

この時、三月となり、もう新年度が近づいていた。

それからしばらくして、口座にはお金が五百万円ほど振り込まれた。百万円ほど

は、T先生の口座に振り込んだ。
T先生とF先生とは、一回だけ手紙のやりとりをして、感謝の気持ちを伝え、その後は連絡をとることはなかった。

僕らは、日常の生活の中で少しだけ肩の荷が下りた気持ちで日々を送っていた。本業のほうも、自分なりに頑張っていたので徐々に軌道に乗っていった。でも、心の中はどうしても埋め切れない穴が開いていた。

裁判で勝訴的和解という結果を得ても息子はもう帰ってこないし、あの時の悲しみは消えることはなかった。

願い

この悲しみに対しては、時間をかけて生きていくしかないというのはよくわかっている。

この本を書くのも、こんなに時間が経ってしまったのは、執筆中にあの嫌なことを思い出さなければならず、吐き気がするほどの嫌な気持ちがこみ上げてくるからでもあった。

あれから十年以上の日時《とき》が過ぎて、初めて執筆することができた。

これを書いていくうちに、思い出すのはあの時に自分を支えてくれた人たちの優しい言葉や本当に寄り添ってくれた人たちのこと。裁判長のこと、T先生、F先生、そして特にインパクトを残した相手側の弁護士。

この経緯の中で医師や弁護士と言われる、いわゆるプロフェッショナルな人たちは、当たり前のことなのですが、お金なくして一緒にこの問題に取り組むというような方たちではないということ。

この裁判を通してわかっていたつもりで期待もそれほどしていなかったが、最後に相手側の弁護士に正義の心が見えたりもした……。

この医療事故に対して、関連する人たちの思惑があって、それに踊らされていた気もしなくはない。


でも、あの時に訴訟に踏み切ってよかったという想いは確かに存在している。

もし、そうしなかったら、それこそ後悔の念だけが残り、今こうして元気に生活することはできなかったのではないかとも思う。

この世から、医師の怠慢による医療事故がなくなってくれることを願ってやまない。

そして、僕たちのような医療事故で、本当に悲しい思いをする人たちがいなくなることを祈ります。

著者プロフィール

井口 雅美（いぐち まさみ）
1994年、日本歯科大学新潟歯学部卒業
1998年、日本歯科大学新潟歯学部大学院卒業（歯学博士号取得）
2004年、日本歯科大学新潟歯学部付属病院退職後、私立病院歯科に就職
2007年、私立病院退職後、個人歯科医院に就職
2011年、歯科医院開設

【資格】
　歯学博士

医療裁判の記録 ある産科医との戦い

2024年1月15日　初版第1刷発行

著　者　井口 雅美
発行者　瓜谷 綱延
発行所　株式会社文芸社
〒160-0022　東京都新宿区新宿1－10－1
電話 03-5369-3060（代表）
03-5369-2299（販売）

印刷所　株式会社平河工業社

ISBN978-4-286-24890-5